RELATION

D'UNE

ÉPIDÉMIE DE FIÈVRE TYPHOÏDE

AU POINT DE VUE DE L'ÉTIOLOGIE

PAR

LE Dr A. BONDET
Professeur à la Faculté de médecine de Lyon.

Mémoire lu à la Société nationale de Médecine

LYON
ASSOCIATION TYPOGRAPHIQUE
F. PLAN, rue de la Barre, 12.

1887

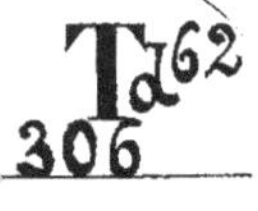

RELATION

D'UNE

ÉPIDÉMIE DE FIÈVRE TYPHOÏDE

AU POINT DE VUE DE L'ÉTIOLOGIE

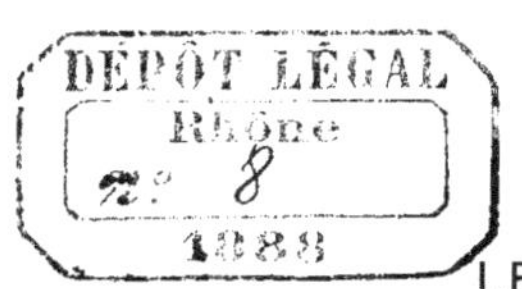

PAR

LE Dr A. BONDET

Professeur à la Faculté de médecine de Lyon.

Mémoire lu à la Société nationale de Médecine.

LYON

ASSOCIATION TYPOGRAPHIQUE

F. PLAN, rue de la Barre, 12.

1887

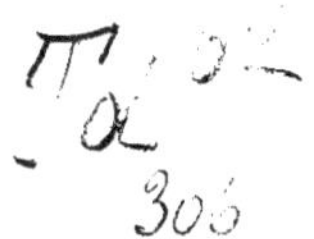

RELATION

D'UNE

ÉPIDÉMIE DE FIÈVRE TYPHOÏDE

AU POINT DE VUE DE L'ÉTIOLOGIE

Dans le cours de la discussion qui a suivi la très remarquable communication de notre collègue, M. Rollet, sur l'épidémie de fièvre typhoïde de Cluny, il a été fait allusion, par M. Arloing, à une épidémie analogue observée tout récemment dans un hameau de la commune de Coligny.

Cette épidémie, comme celle dont vous a entretenus M. Rollet, m'a paru particulièrement instructive au point de vue de l'étiologie de la fièvre typhoïde ; j'ai donc pensé, étant données l'actualité et l'importance de ces notions étiologiques, ainsi que les diversités d'opinions qui divisent encore les médecins, qu'il vous serait agréable d'en connaître plus complètement les détails. Une partie de ces détails m'a été fournie par un médecin de la localité, M. le docteur Gauthier, qui les a recueillis avec soin.

Comme la plupart des épidémies de village, celle dont j'ai a vous entretenir est particulièrement intéressante à cause de la netteté des faits ; elle m'a paru surtout démonstrative de l'influence et du rôle prépondérant que jouent les eaux potables dans la genèse et la propagation de la fièvre typhoïde.

Une origine nettement déterminée, une localisation absolument ciconscrite à un hameau et à deux ou trois fermes situées au centre d'une population restée indemne, malgré des rapports journaliers avec le hameau contaminé, une distribution particulière et spéciale des eaux à ce hameau, ainsi que leur aménagement, de tous points favorables à leur adultération par les infiltrations faciles du sol, par-dessus tout, la constatation dans ces eaux du bacille typhogène, le bacille d'Eberth : tout ici semble réuni pour faire de ce fait, au point de vue de l'étiologie de la fièvre typhoïde, presque l'équivalent d'un fait expérimental.

Le hameau de la Ville-sous-Charmoux, ou Sous-Ville-Charmoux, où a sévi cette épidémie d'une durée de quatre mois environ, est situé sur les derniers contreforts du Jura, à la limite de la Bresse. Il comprend : 1° une série de maisons irrégulièrement situées sur les côtés d'un chemin allant du sud au nord ; 2° un peu au sud-ouest, deux maisons qui portent les noms particuliers de la Chagne et de la Marodière ; 3° à l'ouest, trois fermes isolées, situées en contre-bas du village, à une distance de celui-ci de 4 à 500 mètres.

Ce hameau tout entier est bien ensoleillé, parfaitement ventilé et bâti sur un terrain constitué dans sa partie supérieure par de la roche calcaire fendillée et au-dessous par une couche argileuse. Comme dans la plupart des petits hameaux de ce pays, les maisons sont souvent entourées de fumiers, recevant, avec des détritus de toute nature, les excréments des hommes et des animaux.

A l'exception des trois fermes 8, 10 et M, situées à l'ouest, toutes les habitations du hameau s'alimentent à une fontaine commune A. Cette fontaine est constituée par un assez vaste bassin rectangulaire, construit en maçonnerie, de deux mètres de côté et adossé en grande partie aux terrains situés au-dessous du hameau ; au fond de ce bassin sort une source dont le débit varie à chaque instant, suivant l'abondance des pluies ou les périodes de sécheresse.

Cette fontaine, dans laquelle les habitants viennent puiser avec des seaux par son côté nord, qui est plus bas et ouvert comme la margelle d'un puits, est située à 100 mètres environ du village, en contre-bas de 7 à 8 mètres ; le sentier qui y conduit est très raide.

Sa situation par rapport aux terrains voisins est au fond

d'un véritable demi-entonnoir, dont un des côtés supérieurs est occupé par un monticule, sur lequel est bâtie la plus grande partie des maisous du hameau, et les deux autres côtés, côtés latéraux, par deux autres petits monticules cultivés et inhabités.

Du fait de cette configuration du terrain et de sa composition (calcaire fendillé reposant sur une couche argileuse), toutes les eaux venant du hameau, et avec elles les détritus liquides de toute nature, s'écoulent forcément dans la direction de la fontaine.

L'adossement des parois de cette fontaine aux terrains situés au-dessous du village, leur construction en maçonnerie facilitent, avec sa position dans le fond de l'entonnoir, les infiltrations de tous ces produits. Ces infiltrations, au dire des habitants, se produisent avec une telle facilité, qu'il suffit de jeter quelques seaux de purin (expression locale signifiant partie liquide du fumier) dans un pré, situé immédiatement au-dessous de la maison n° 1, pour altérer très rapidement l'eau de la fontaine. Il n'est même pas rare à l'époque des vendanges de voir cette fontaine se colorer en rouge, quand de l'eau ayant servi à rincer les tonneaux a été répandue sur le sol qui entoure les maisons n° 1 et n° 6.

Pendant l'été, disent-ils, il est fréquent de voir par moments l'eau de cette fontaine prendre une teinte marron, sentir mauvais et avoir mauvais goût. Aussi, pour remédier à cet inconvénient, on a creusé à côté de la fontaine un puits assez profond, mais il a fallu bientôt renoncer à puiser dans ce puits : l'eau qu'il fournissait était plus mauvaise encore que celle de la fontaine primitive. Au sortir du bassin destiné à l'eau potable, le trop-plein s'écoule dans un autre bassin à laver, pour, de là, descendre directement en suivant la pente du vallon dans la direction de l'ouest et irriguer les prés situés au-dessous, prés dont le sous-sol est constitué par du calcaire argileux.

La source B, qui alimente les fermes M et 8, émerge au milieu de ces prés ; un simple trou creusé dans le sol sert de bassin, il est situé à 300 mètres environ de la première fontaine. Cette deuxième source, étant donnée sa situation au bas des prés irrigués par le trop-plein de la fontaine A, reçoit de celle-ci la plus grande partie, sinon la totalité de son eau.

Seule, la ferme n° 10, située sur un petit monticule sablonneux à 470 mètres de la fontaine A, mais à une altitude inférieure à celle du village, est alimentée par un puits. Ce puits de 12 à 15 mètres de profondeur reçoit son eau d'une source qui vient dans la direction du village et de la fontaine A ; chose importante à noter qui dénoterait l'origine de ses eaux, si déjà sa situation, la direction de la source qui l'alimente et la composition géologique de terrain dans lequel il a été creusé ne l'avaient fait pressentir, c'est que, au dire des habitants, l'eau de ce puits comme l'eau de la fontaine A, tourne souvent pendant les chaleurs, c'est-à-dire qu'elle perd sa transparence, se fonce en couleur et prend un mauvais goût.

De cet exposé topographique, il ressort d'une façon presque certaine que les eaux qui servent à l'alimentation des maisons 8, 10 et M viennent en grande partie du trop-plein de la fontaine A et des infiltrations provenant du village.

D'où cette première conclusion que, malgré un éloignement relatif et la distribution en apparence différente de leurs eaux, tous les habitants du hameau de Sous-Ville-Charmoux sont abreuvés avec des eaux de même provenance que celle de la fontaine A.

Au moment où a éclaté l'épidémie, le hameau en question comprenait 68 habitants, répartis en 20 ménages. Ce chiffre de 68 a dû diminuer pendant l'épidémie, plusieurs enfants ayant été éloignés à ce moment.

Sur un total de 20 ménages, 16 ont payé leur tribut à la fièvre typhoïde et ont fourni un chiffre de 35 malades alités. Je dis alités, parce qu'en outre de ces 35 malades, ayant présenté tous les caractères de la maladie, il y a eu un certain nombre de personnes simplement indisposées. Ces 35 malades ont fourni 5 décès.

A cette époque, 6 mars, l'état sanitaire de la contrée était excellent ; depuis longtemps, aucun cas de fièvre typhoïde ne s'y était montré. A ce moment, un jeune homme, originaire de Sous-Ville-Charmoux, domestique dans une commune voisine, vient dans sa famille, maison n° 1, pour se faire soigner. Il est malade depuis quelques jours déjà et doit s'aliter en arrivant. Le 10 mars, M. le docteur Gauthier est appelé et constate chez lui tous les caractères de la dothiénentérie. Par mesure de précaution, il prescrit la désinfection et l'éloignement des matières fécales et désigne même l'emplacement où elles doivent être jetées. Cette prescription, bien entendu, n'est pas suivie et l'on continue à jeter ces déjections à côté de la maison, sur un fumier et même çà et là sur le sol.

Un mois après, un nouveau cas est constaté dans la maison n° 2, maison de la Marodière, puis successivement le 12 avril, dans un second ménage de la maison n° 1.

Le 18 avril, dans la maison n° 4.

Le 18 avril, dans la maison n° 5.

Le 23 avril, dans la maison n° 6.

Le 25 avril, dans la maison n° 7.

Le 29 avril, dans un second ménage, maison n° 6.

Le 2 mai, dans la maison n° 8.

Le 16 mai, dans la maison n° 9.

Le 24 mai, dans la maison n° 10.

Le 6 juin, dans un second ménage du n° 7.

Le 19 juin, dans un second ménage du n° 2.

A la fin de juin, dans la maison n° 11, et dans un second ménage de la maison n° 7.

Dans ces indications, M. le docteur Gauthier ne m'a donné que les premiers cas développés dans chaque maison, il a passé sous silence la date des cas secondaires. Ces cas ajoutés à ceux que je viens de rapporter forment un total de 35 personnes atteintes de la fièvre typhoïde sur une population de 68 habitants.

En dehors de ces 35 cas de Sous-Ville-Charmoux, l'état sanitaire de la contrée pendant toute la durée de l'épidémie n'a rien offert de particulier. Seul, un autre hameau, situé à 350 mètres du précédent, Charmoux, à une altitude plus élevée, et avec des eaux différentes, a payé son tribut à l'épidémie. Le 27 mai, un enfant y prenait la fièvre typhoïde ; quelques jours plus tard, dans la même maison, un second enfant était atteint. Ce hameau, je viens de le dire, est alimenté par des eaux venant de la montagne ; j'ajoute que vers le 12 mai, la mère de ces deux enfants était allée laver son linge dans le bassin de la fontaine de Sous-Ville-Charmoux.

Ces deux cas, du reste, restèrent isolés dans le hameau de Charmoux.

Telle est très rapidement esquissée la marche de l'épidémie de Sous-Ville-Charmoux. Un individu malade de la fièvre typhoïde y arrive le 6 mars. Un mois après, un second individu est malade à son tour, et du 12 avril à la fin juin successivement, 33 personnes sont atteintes ; en tout, 35 malades sur une population de 68 habitants.

Tous ces cas, vous avez déjà pu le remarquer, ne se succèdent pas de voisins à voisins, comme dans d'autres maladies contagieuses, la variole par exemble, c'est au hasard qu'ils éclatent ; tantôt au nord, tantôt au midi, tantôt à l'est, à l'ouest, au centre, parfois dans les fermes isolées, à 3 ou 400 mètres de distance, mais toujours et uniquement dans un centre de population alimentée par les mêmes eaux.

Quel enseignement pouvons-nous retirer de ce fait au point de vue de l'étiologie de la fièvre typhoïde ? C'est ce qu'il nous reste à examiner.

Deux doctrines principales, vous le savez, sont en présence pour expliquer la genèse de la fièvre typhoïde.

Une première théorie attribue le développement des épidémies typhoïdes aux émanations des matières putrides et excrémentitielles, ou à l'usage comme boisson d'eaux souillées par leur mélange avec ces matières. Ici, la matière putréfiée engendrerait seule le germe typhogène dont l'air et l'eau seraient ainsi les véhicules habituels. C'est là la théorie de Murchinson.

Étant données les infiltrations faciles des fumiers et des fosses d'aisance dans les eaux de la fontaine de Sous-Ville-Charmoux, c'est cette théorie qui au premier abord paraît le mieux s'adapter aux faits relatifs à l'épidémie que je viens de raconter ; mais alors, pourquoi ce mauvais aménagement des eaux, existant depuis des années et des années, la fièvre typhoïde n'a-t-elle pas sévi plus souvent dans ce pays ? Pourquoi, rien n'étant venu aggraver les mauvaises conditions habituelles de cet aménagement, a-t-il fallu attendre jusqu'à l'arrivée d'un typhique dans le pays, pour voir éclater la maladie, non pas immédiatement, mais un mois après, avec la rapidité et la violence que vous savez ?

La réponse à cette question est facile, et c'est dans l'exposé de la seconde théorie que nous allons la trouver.

Cette seconde théorie, défendue avec beaucoup d'éclat et de talent par Budd, regarde la fièvre typhoïde comme une maladie infectieuse et surtout contagieuse. C'est elle, à l'heure qu'il est, qui est généralement acceptée en France.

Budd, contrairement à Murchinson, pour qui les matières putrides et excrémentitielles étaient tout, ne voit dans ces matières que l'excipient, le réceptacle passager d'un poison spécifique, le poison typhique.

Pour faire de la fièvre typhoïde, dit-il, il faut de la fièvre typhoïde.

Comment et avec quoi ? Ce que Budd avait pressenti, mais ce qu'il n'avait pu déterminer, il appartenait peut-être à la science bactériologique de le faire. Ce germe pathogène, en effet, paraît aujourd'hui découvert, et grâce surtout aux recherches de Eberth et Gaffky, il semblerait que nous soyons actuellement en possession d'un micro-organisme spécifique de la fièvre typhoïde.

Ce micro-organisme, connu sous le nom de bacille d'Eberth, se retrouve constamment dans certains organes de typhiques, rate, ganglions, intestins, etc.,etc., et, fait important, plusieurs fois déjà, vous le savez (tout dernièrement encore, M. Rollet vous le signalait dans certaines eaux de Cluny), il a été retrouvé dans les eaux servant à l'alimentation de certaines maisons, de certains villages, ou quartiers de grande ville, dans lesquels s'étaient montrés des foyers épidémiques de fièvre typhoïde.

Ce qui fait l'intérêt de l'histoire de l'épidémie que je viens de vous rapporter, ce qui la rend surtout instructive, c'est précisément ce fait : à savoir, la constatation du bacille d'Eberth dans des eaux puisées à la fontaine de Sous-Ville-Charmoux dans le courant de juin.

A ce moment, frappé des conditions particulières dans lesquelles s'était propagée la fièvre typhoïde dans ce hameau, et bien convaincu d'après la situation topographique du pays et l'aménagement des eaux, autant que par la dissémination irrégulière, mais parfaitement limitée des malades, que les eaux seules pouvaient être incriminées dans le développement et la propagation de cette épidémie, je fis venir de l'eau puisée à la fontaine de Sous-Ville-Charmoux et priai M. le docteur Rodet, professeur agrégé et chef du laboratoire de M. Arloing, de vouloir bien l'examiner.

Le résultat de cet examen démontra à M. Rodet la présence dans ces eaux du bacille d'Eberth, et dans une communication qu'il fit à ce sujet à la Société des sciences médicales, dans le courant de juillet, il put affirmer l'existence, dans l'eau que je lui avais confiée, d'un bacille présentant tous les caractères du bacille trouvé par Eberth et Gaffky, dans divers tissus ou organes des malades atteints de fièvre typhoïde, et décrit par eux comme un bacille spécial à cette maladie.

La forme des colonies, l'aspect des cultures sur gélatine, l'aspect des cultures sur pomme de terre, sa forme, sa mobilité, sa complète similitude avec d'autres cultures provenant des ganglions mésentériques d'une typhique morte dans le service de M. le docteur Perret, tout y était.

De la netteté de tous ces caractères, de leur ensemble, il est permis, disait M. Rodet, de conclure à la présence dans l'eau incriminée du bacille typhique, tel que l'ont décrit Eberth et Gaffky, et comme corollaire, ajoutait-il, on peut considérer ce fait, sinon comme une preuve absolue, du moins comme une nouvelle probabilité du rôle de ce bacille comme agent de la fièvre typhoïde.

De l'exposé des faits que je viens de passer en revue, je crois donc pouvoir conclure : 1° que l'épidémie de Sous-Ville-

Charmoux a eu pour cause l'arrivée dans le pays d'un malade atteint de fièvre typhoïde ; 2° que l'eau a été le principal agent de propagation de l'épidémie; 3° que très probablement l'agent essentiel de cette contamination n'est autre que ce bacille d'Eberth, dont la constatation dans les eaux des puits, des fontaines ou des rivières servant à l'alimentation des individus frappés par la fièvre typhoïde, devient de plus en plus fréquents, le même que l'on rencontre toujours dans les tissus des typhiques.

En résumé et pour conclure, l'histoire du fait que je viens d'exposer, et qui n'a d'autre mérite que sa netteté, est une nouvelle démonstration du rôle des eaux dans l'étiologie de la fièvre typhoïde et de l'exactitude de la théorie de Budd : Pour faire de la fièvre typhoïde, il faut de la fièvre typhoïde.

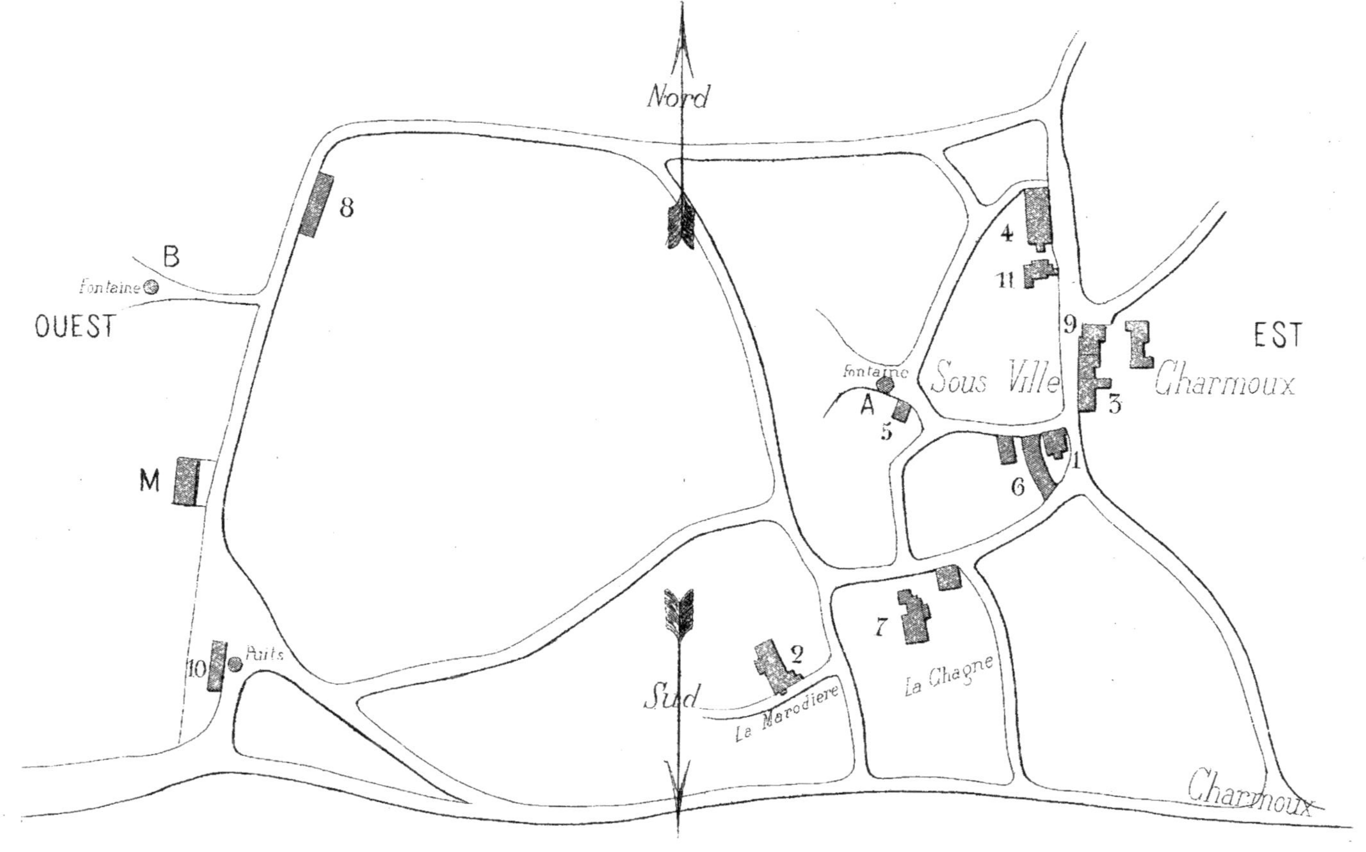
Nord
8
B
Fontaine
OUEST
M
10
Puits
Sud
2
La Marodiere
7
La Chagne
Fontaine
A
5
Sous Ville
4
11
9
3
1
6
EST
Charmoux
Charmoux

www.ingramcontent.com/pod-product-compliance
Lightning Source LLC
LaVergne TN
LVHW012023170826
845678LV00004BA/1626

* 9 7 8 2 3 2 9 6 3 2 1 7 9 *